$$\mathbf{T}_{\mathbf{C}}^{14}$$
$$39$$

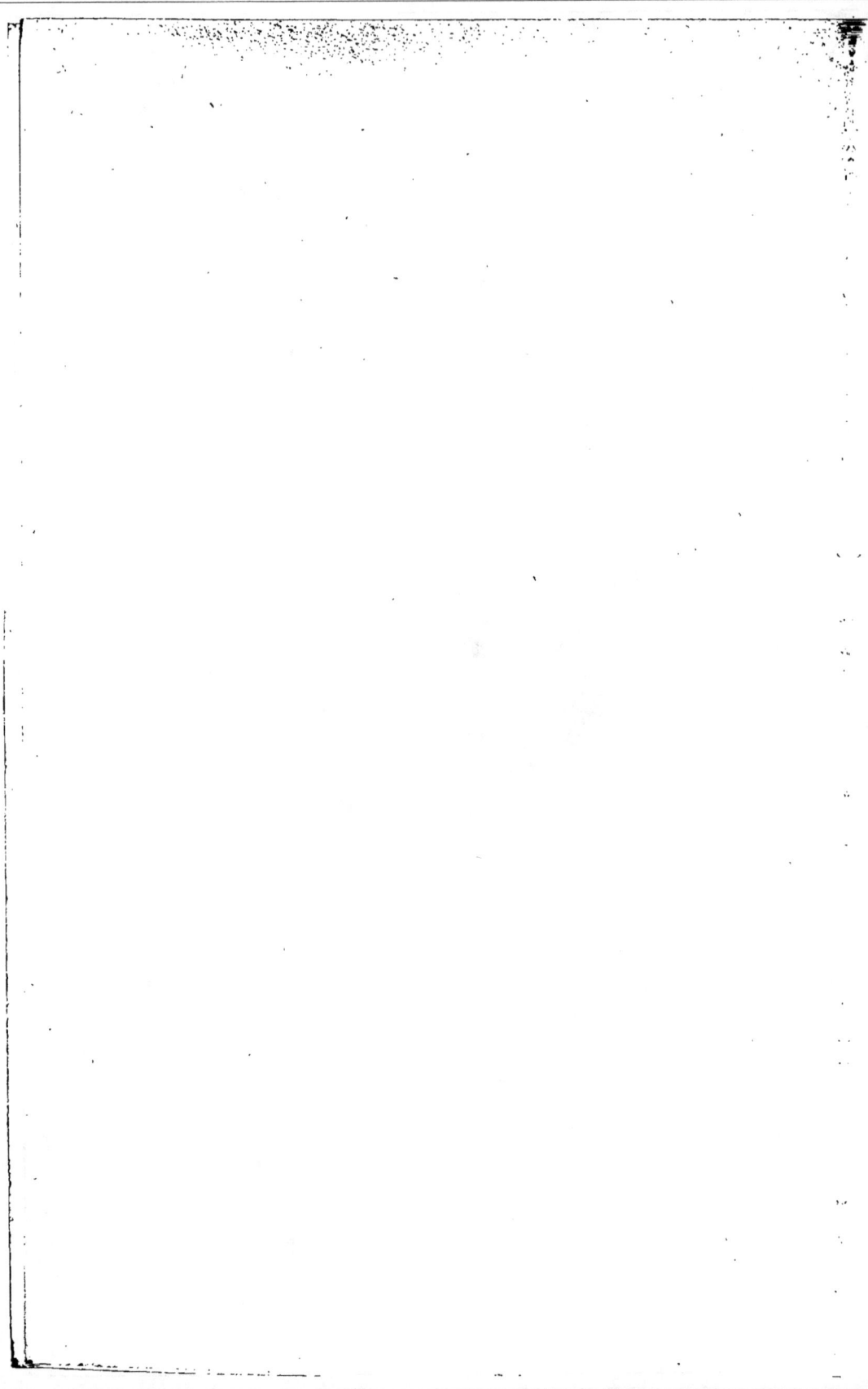

CONSEILS

SUR

L'EMPLOI DES LUNETTES,

PAR M. ANDRIEU,

Professeur à l'École de Médecine et au Muséum de la ville d'Amiens ; médecin en chef de la Maison de Correction, médecin de l'École Normale, du Bureau de Bienfaisance, et chirurgien de l'hospice des Incurables ; membre de l'Académie et de la Société Médicale d'Amiens ; membre correspondant de l'Académie de Saint-Quentin, des Sociétés d'Émulation d'Abbeville, médicale de Dijon, de médecine de Tours, des Vosges et de Gand, etc.

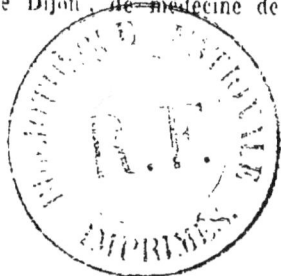

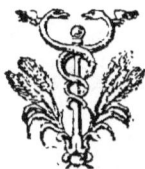

AMIENS,

IMPRIMERIE DE E. YVERT,

Rue Sire-Firmin-Leroux, 26.

—

1848.

39

CONSEILS

SUR

L'EMPLOI DES LUNETTES.

———◦≪●≫◦———

De tous nos sens, il en est un plus précieux peut-être que les autres, parce qu'il assure particulièrement notre liberté et notre indépendance, c'est le sens de la vue ; les yeux, comme on le sait, en sont l'organe immédiat. L'homme qni cherche constamment, par tous ses sens, à se répandre au dehors, à augmenter l'étendue de son être, n'a point d'organe qui le serve mieux, et qui soit pour lui l'origine de plus de sensations et d'idées ; en effet, parcourant des yeux l'immensité de la nature, tantôt il interroge les astres errants dans l'empyrée ; tantôt, ramenant ses regards près de lui, et les concentrant sur un point à peine perceptible, il découvre tout un nouveau monde. Mais l'exercice de ses prodigieuses facultés fatigue l'œil bien vite, et puis les accidents, les maladies, l'âge viennent encore troubler l'harmonie de ses fonctions ou l'affaiblir ; l'art vient alors à son secours et lui offre la ressource des lunettes.

A quelle époque remonte l'usage des lunettes ? Les anciens se servaient, dit-on, de boules de verres pleines d'une eau l'impide pour allumer du feu aux rayons du soleil. Ils savaient que les petits objets vus à travers ces mêmes boules paraissent et plus gros et mieux éclairés. Cependant rien n'indique qu'ils aient tiré parti de ces connaissances pour les appliquer à la vision. Ce n'est guère que vers la fin du treizième siècle que l'on entend parler de l'invention des lunettes. Un monument qui, vers la fin du dix-septième siècle, existait encore dans la cathédrale de Florence, et sur lequel on lisait cette épitaphe : *Qui diace Salvino d'Armato degl'Armati, di Firenze, inventor dell'Ochiale, Dio gli perdoni la peccata, anno* MCCCXVII, attribue cette découverte à ce seigneur Salvino d'Armati, lequel en aurait fait un secret perdu pour long-temps peut-être, si un religieux du nom d'Alexander della Spina, qui mourut à Pise, en 1313, n'en eut, par bonheur, entendu parler. Spina construisit donc des lunettes lui-même et fit part de cette heureuse découverte, d'un cœur joyeux et empressé ; *corde hilari et volente*, dit la chronique. C'est une chose remarquable, disons-le en passant, qu'un grand nombre d'inventions sont dues aux membres de l'Eglise. Qu'il me soit permis d'en citer quelques-unes : le moine Roger Bacon a découvert le télescope, et partage avec un religieux allemand, Bertholet Schwartz, l'honneur d'avoir inventé la poudre à canon ; c'est un évêque de Munster, Galen, qui invente les bombes ; le diacre Flavio de Gioias, napolitain, la boussole : le pape Silvestre II, l'horloge à roues, etc.

Alors, comme elle le fait encore aujourd'hui, la religion ne se réservait pas exclusivement la lumière, elle la répandait sur tous. (Chateaubriand, *Génie du Christianisme*).

Aujourd'hui les lunettes sont d'un usage fort commun, et malgré les avantages de la vue basse, si spirituellement célébrés par notre compatriote, M. Berville, il est peu probable que l'on renonce de si tôt à cette précieuse ressource. Mais s'il est vrai que les lunettes offrent de grands avantages quand elles sont appliquées avec discernement, il ne l'est pas moins aussi qu'elles peuvent donner lieu à plus d'un mécompte et amener même de graves inconvénients, quand leur choix et leur usage sont dictés par les conseils de l'ignorance, ou abandonnés à l'inexpérience des personnes qui en ont besoin. Bien rarement consulte-t-on un médecin pour la prise des lunettes; on va trouver l'opticien, c'est lui qui est directement prié de remédier à la vue; je ne sache pas qu'il se déclare souvent incompétent. Le client choisit la monture qui lui convient, essaie les verres qu'on lui offre, prend ceux au moyen desquels il voit mieux, en débat le prix, et tout est dit.

Quelquefois la maladie de l'une ou de plusieurs des parties de l'œil est la seule cause de l'affaiblissement de la vue, et paraît réclamer l'emploi des lunettes; mais qu'on prenne bien garde, elles pourront aggraver le mal dans ce cas, et même, si l'on s'obstine, il arrivera malheur. Heureusement ces exemples sont rares, et en général les yeux ont réellement besoin d'être aidés. Le choix des verres et de la monture en exige-t-il moins d'attention et de soins? assurément non; car qu'on ne croie pas qu'il suffise de bien voir à l'essai, avec des lunettes, pour en retirer tout le bénéfice qu'on peut en espérer.

Il s'agit ici du sens de la vue, d'un sens précieux, délicat autant que sensible, dont la perte afflige toujours profondément; on ne saurait trop mettre d'attention et de discernement à ce qui l'intéresse; que de fois cependant n'en confions-nous pas le soin au premier marchand venu. Cependant il n'y a peut-être pas d'industrie où le charlatanisme ambulant se soit produit avec plus d'effronterie, d'ignorance et de cupidité, que dans le commerce des lunettes; il n'y a pas de charlatanisme à l'hameçon duquel le bon public, le public à lunettes, celui qui devrait le mieux y voir, selon les apparences, se soit le plus souvent et le plus grossièrement laissé prendre. Tel opticien prône ses verres en silex, tel autre ses verres en cristal de roche pur, celui-ci ses verres qui rafraîchissent la vue, celui-là ses verres qui la rajeunissent, et tous ces produits sont d'autant meilleurs qu'ils sont vendus plus cher, et que le marchand baragouine mieux une langue étrangère. Pour moi, je me plais à le dire, j'ai toujours trouvé ici, chez nos opticiens, avec la probité dans les rapports, toutes les ressources dont j'ai pu avoir besoin, et leur désintéressement en faveur des pauvres ne m'a jamais fait défaut. Dans les campagnes, les verres les plus communs, souvent des verres rayés, mal polis, pleins de bulles, sont colportés par des marchands de papier, de plumes et d'encre; l'acheteur prend les lunettes au moyen desquelles il voit le mieux dans un livre, peu soucieux de savoir si elles lui conviendront pour ses occupations habituelles, c'est-à-dire pour le cas où il en aura le plus souvent besoin.

Pendant long-temps les lunettes n'ont été composées que de deux parties : la monture et les verres; la monture, en métal ou en corne, recevait des verres ronds beaucoup plus grands que ceux d'aujourd'hui, l'arcade étant élastique; l'appareil placé sur le dos du nez s'y maintenait par une certaine pression sur les côtés de cet organe; aujourd'hui généralement les verres ne sont pas ronds, et puis la monture est plus compliquée; elle se compose de trois parties : 1° l'arcade ou l'x, destinée à maintenir l'appareil sur le dos

du nez, ses deux branches, réunies vers le milieu, s'écar-
tent en dehors pour se souder aux cercles et les supporter,
2° les cercles garnis intérieurement d'une rainure dans laquelle sont assujétis les verres ; 3° les branches articulées à
l'extrémité de deux petites pièces appelées talon, et desti-
nées à accrocher les lunettes. Voyons quelles sont les conditions les plus favorables à la bonne disposition de chacune de ces parties. Tout d'abord il est évident que les
verres devront être en rapport exact avec l'axe de la vision,
c'est-à-dire que chacune des prunelles regardera le centre
du verre qui lui correspond ; si les verres étaient trop rapprochés ou bien trop écartés l'un de l'autre, un seul œil
pourrait y voir convenablement, tandis que l'autre étant
continuellement obligé de s'accommoder à une position gê-
nante, la vision serait troublée et l'organe fatigué ; l'arcade
sera donc d'une longueur proportionnée à l'écartement des
yeux, de forme et de courbure variables, selon la forme du
nez, et les cercles encadreront les verres exactement. Pour
les branches simples, variables dans leur longueur et dans
leur écartement, selon la grosseur de la tête ou l'alonge-
ment de la face, elles devront accommoder leur courbure à
celles des tempes, de manière à maintenir les lunettes en
place, et la raquette qui les termine ira s'appliquer au-
dessus de l'oreille et y reposer. Cependant elles ne pren-
nent là leur point d'appui que sur un plan oblique,
aussi glissent-elles fréquemment, et fréquemment est-on
obligé de les relever et de les mettre en place; c'est là
leur moindre inconvénient : pour mieux fixer ces branches, on les a beaucoup alongées et brisées par une
articulation vers les oreilles, derrière chacune desquelles
elles vont s'accrocher ; ainsi disposé, l'appareil ne glisse
plus sur le nez, les verres sont toujours à la même distance
des yeux et dans des rapports convenables avec l'axe de

ces derniers, points fort importants et que jamais l'on ne doit perdre de vue : aussi ceux qui constamment sont obligés d'y toucher feraient-ils mieux, à mon avis, de retourner à l'antique pince-nez de leurs bons aïeux et de s'y tenir. Pour la substance dont est fabriquée la monture, doit-on préférer l'écaille au buffle, l'or à l'argent, l'acier au maillechort, etc. ? assurément non : toutes ces matières peuvent être indistinctement employées selon les goûts et la fortune ; que la monture réunisse la légèreté à l'élégance et surtout à la solidité, c'est tout ce qu'il faut.

La matière dont les verres sont faits est, au contraire, loin d'être indifférente, c'est ordinairement de morceaux de glace ou de verre choisi qu'on les fabrique ; on a bien essayé le *flint-glass*, composition de sable, de potasse et de minium, dont on fait les objectifs de lunettes achromatiques, mais on lui reproche avec raison d'être trop tendre, de se laisser facilement rayer et d'iriser le contour des objets. Les meilleurs sont faits avec le *crown-glass*, le même dont on fabrique les lentilles pour microscopes et les objectifs pour télescopes ; le *crown-glass*, unit la dureté à la limpidité, et ne le cède guère au cristal de roche, pour les qualités qui font rechercher ce dernier ; il a l'avantage d'être infiniment moins cher, car pour donner de bons verres, le quartz a besoin d'être taillé perpendiculairement à l'axe du cristal, ce qui exige des soins, un talent tout particulier de la part de l'ouvrier, beaucoup de temps, d'où il suit que le prix des verres est loin d'être accessible à toutes les bourses.

La forme des verres, leur dimension, varient selon les goûts, ou les caprices de la mode. Sont-ils trop petits ? on ne peut voir convenablement que les objets placés en face ; sont-ils trop grands ? ils enlèvent à la physionomie son expression, et puis ajoutent inutilement au poids des lunettes ;

souvent encore ils ont un autre inconvénient, celui d'échauf-
fer les yeux. La forme en général importe peu, pourvu
qu'ils soient d'une limpidité parfaite, exactement polis,
qu'il ne s'y trouve ni la plus petite bulle, ni la plus
petite raie, et que leur foyer, ainsi que je l'ai déjà dit,
soit au centre.

On sait que l'œil est une véritable chambre obscure au
fond de laquelle, sur une espèce de toile nerveuse appelée
rétine, vient se peindre l'image des objets que l'on regarde
dans des limites assez étendues; que ces objets soient éloi-
gnés de nous ou rapprochés, notre œil s'accommode aux
distances, et l'image vient toujours se peindre sur la rétine : mais arrive-t-il que la cornée transparente soit trop
courbée, ou bien que la densité des milieux de l'œil, de
la lentille cristalline, par exemple, soit augmentée, alors
la réfraction est trop grande, l'image se forme, non plus
sur la rétine, mais en avant de cet organe, et quels que
soient les efforts de l'œil pour remédier à cet inconvénient
et chercher à voir, ces efforts n'ont d'autre résultat que
la fatigue. La cornée transparente est-elle au contraire un
peu moins courbée qu'elle ne doit l'être, les milieux ne
sont-ils pas assez denses? la réfraction sera moindre et l'i-
mage, si elle se formait, ne pourrait le faire que sur un
plan postérieur à celui de la rétine; il y aura encore,
comme précédemment, du reste, image confuse ou nulle ;
vision imparfaite ou bien impossibilité de voir, si ce n'est de
très près dans le premier cas, de très loin dans le second.
On remédie facilement à ces imperfections naturelles ou
maladives de la vue, par l'emploi des lunettes. Y a t-il
aplatissement de la cornée? il faut par conséquent faire
converger les rayons lumineux; les verres convexes rem-
pliront le but : la cornée, trop courbée, exige-t-elle au
contraire qu'il faille faire diverger les rayons, on aura re-

cours aux verres concaves ; il y a encore bien d'autres espèces de verres que les convexes et les concaves , car en combinant , de toutes les manières possibles , les surfaces planes et les surfaces sphériques , on a six lentilles différentes, mais toutes ne sont pas également usitées. Les verres concavo-convexes , à ménisques convergents ou divergents , long-temps employés en France avant que l'anglais Wollaston les eût préconisés , jouissent avec raison d'une grande faveur. Ces verres ont la propriété de donner une image nette des objets dans un espace beaucoup plus étendu que ne font les autres ; cette propriété qu'ils ont d'augmenter le champ de la vision , les a fait appeler *périscopiques* (de deux mots grecs qui signifient *voir autour)*, et leur invention, d'origine toute française, constitue un véritable progrès dans un art qui depuis 500 ans n'en avait fait aucun. Pour tous ces verres il y a des numéros , c'est-à-dire des foyers différents : comment donc se guider dans le choix que l'on veut faire ? Il y a toujours , quand l'œil est sain d'ailleurs , une distance à laquelle on perçoit distinctement les objets ; cette distance est-elle trop rapprochée ? on est myope ; trop éloignée ? on est presbyte ; comment trouver le numéro qui convient ? C'est un problème que l'on a voulu résoudre par les chiffres, et pour la solution duquel les ouvrages de physique donnent la formule suivante : Mesurer en pouces , car les lunettes n'ont pas encore reconnu le système métrique, la distance à laquelle la personne qui doit porter des lunettes , lit les caractères d'imprimerie ordinaire ; on voit distinctement de petits objets, l'aiguille d'une montre, par exemple ; mesurer ensuite la distance à laquelle elle désire lire ou voir convenablement, multiplier une distance par l'autre et diviser le produit par la différence entre les distances , soit la première distance 24 pouces , la deuxième 8 pouces , multiplier

24 par 8 , ce qui donne 192 ; diviser le produit par 16 : on obtient le nombre 12. Ce sera des verres convergents n° 12 que devra prendre le presbyte. Pour le myope , les verres sont divergents , mais la formule est la même. Cette méthode et d'autres encore que je ne mentionne pas , tout aussi bien que l'emploi de l'opsiomètre , instrument destiné à mesurer la portée de la vue , ne donnent cependant que des résultats approximatifs , j'allais presque dire infidèles dans bien des cas ; l'expérience seule , et une expérience attentive doit déterminer le choix des verres , elle n'a rien de bien difficile. Priez le myope ou le presbyte de lire , ou bien de vous dire quelle heure indiquent les aiguilles d'une montre , et vous verrez à quelle distance la vue est distincte , cette distance étant bien constatée , il vous sera facile maintenant, sans trop d'essais successifs, d'arriver sûrement à déterminer une petite série des numéros qui rétablit , ou peu s'en faut , la vision normale ; vous n'aurez plus alors qu'à choisir dans des limites assez étroites , sans sortir de ce principe absolu , que les verres doivent donner aux objets leur grosseur naturelle , rien de plus , rien de moins. Votre sujet est-il myope et sa vue très courte ? vous voyez que les yeux convergent , il faut raccourcir un peu l'arcade , afin que le centre des verres se trouve exactement dans l'axe central des pupilles ; avez vous au contraire affaire à un presbyte ? celui-là n'a pas besoin de lunettes pour voir de loin , il lui faut seulement des verres qui lui permettent de lire à une distance moyenne de 15 pouces. C'est donc une question de tact et d'appréciation que celle du choix des lunettes , et dans les essais successifs auxquels on se livrera , on ne perdra pas de vue qu'il faut du ménagement , que les yeux se fatiguent vite , et que s'ils sont fatigués , l'expérience peut devenir insuffisante et fautive. Qu'on ne se presse donc pas , et pour peu qu'on ne soit pas tout-

à-fait satisfait, qu'on remette au lendemain le choix défi-
nitif : *Ad crastinam diem res severas.*

Jusqu'ici j'ai supposé que les yeux sont d'égale force, ce
qui arrive, disons-le en passant, moins souvent qu'on ne
le pense. Y-a-il inégalité de forces ? on devra chercher pour
chaque œil isolément, et toujours en commençant par le
plus fort, le verre qui lui convient, et puis chacun des
deux verres étant choisi, les essayer ensemble et enfin les
harmonier.

Les corps les plus diaphanes, l'air, l'eau, le cristal, etc.,
deviennent colorés quand ils ont une épaisseur suffisante ;
cela prouve qu'ils absorbent une partie de la lumière qui les
traverse. Ainsi, une goutte d'eau est parfaitement limpide,
tandis que l'eau prise en masse est bleue ou verte, et l'on
calcule qu'un observateur plongé à 50 mètres de profon-
deur dans la mer la plus transparente, ne trouverait pas
plus d'éclat à la lumière du soleil que nous n'en trouvons
à celle de la lune, dans les belles et pures soirées de
l'hiver. Quelque bien choisi que soit le verre, on ne peut
donc s'attendre à ce que la vision soit immédiatement aussi
nette que si elle était naturelle. L'œil a besoin de s'accou-
tumer à voir à travers de nouveaux milieux, ceux-ci ne
peuvent jamais être aussi limpides que l'est l'air lui-même.
C'est une raison pour ne pas prendre de lunettes à la légère, sans utilité, et pour ne pas s'en servir sans besoin.
C'est une loi générale dans l'économie que les organes
s'habituent, se conforment à un état de malaise ; qu'ils
composent, pour ainsi dire, avec la gêne, voire même avec
le mal. De là l'importance de régler ses habitudes de manière qu'elles tournent toujours au profit de la santé, car
l'on ne se défait que très difficilement d'une habitude vi-
cieuse. Comme la tunique du centaure Nessus, on ne l'ar-
rache pas sans douleur et sans violence. Grâce à cette loi,

l'œil s'habitue aux nouvelles conditions que lui imposent les lunettes, ce qui rend dangereux l'usage de celles qui sont mal choisies, empruntées quelquefois ; ce qui explique aussi pourquoi il arrive souvent qu'ayant fait usage de verres défectueux, on ne peut trouver à les remplacer convenablement chez le meilleur des opticiens. Mais la vue n'a pas besoin seulement d'être aidée parce qu'elle est trop longue, ou parce qu'elle est trop courte, certaines professions exigent encore que l'œil soit protégé, comme il arrive chez les meuniers, les tourneurs, les mécaniciens, les forgerons, etc. D'autres fois la prunelle est tendre, comme on le dit, c'est-à-dire que le système nerveux de l'œil est trop impressionnable à la lumière ; ou bien cette lumière est trop vive comme celle du soleil en temps de neige, comme celle du gaz quand les appareils sont mal installés, alors on a recours aux verres vulgairement appelés conserves.

Les conserves n'ont pas de foyer, les verres en sont plans ou périscopiques, peu importe, elles servent soit à défendre les yeux contre les corps étrangers, soit à diminuer l'intensité de la lumière ; voilà tout. Cependant le choix n'en est pas moins important que celui des lunettes ; il porte sur la beauté, la limpidité du cristal et sur sa couleur. J'ai apprécié les exigences des deux premières conditions, beauté et limpidité des verres ; la couleur n'est pas moins intéressante à étudier. Au moins inutile, quand les conserves ne sont prises que comme appareil de protection contre le choc des corps étrangers, l'emploi des verres colorés devient nécessaire alors que l'éclat de la lumière fatigue les yeux ; aussi s'est-on ingénié à donner au cristal une teinte qui pût reposer la vue ; on l'a coloré en vert ; cette couleur est agréable aux yeux ; elle marie dans les plantes l'éclat de la lumière à la douceur de l'ombre, et la nature, en la semant partout aux jours de sa prodigalité, semble elle-même en avoir conseillé l'emploi : mais les conserves vertes ont l'inconvénient d'altérer trop certaines couleurs, et de décomposer la lumière d'une manière inégale.

On a fait des verres bleus : mêmes inconvénients, mais à un moindre degré ; aussi les verres bleus sont-ils généralement adoptés aujourd'hui : il y en a de plus convenables cependant, et je ne saurais trop en recommander l'emploi, aujourd'hui que l'expérience, confirmant les données de la théorie, m'a démontré toute leur supériorité. Ce sont ceux qui diminuent l'intensité de la lumière en interceptant ses rayons d'une manière à peu près égale, et peuvent être considérés comme étant neutres ; on les trouve chez les opticiens, sous les noms de verres *neutres*, ou verres *gris ombre* ; ceux là ne changent pas la couleur des objets, ils les montrent seulement moins colorés, comme dans une espèce de crépuscule. Ils n'ont pas, comme les verres bleus, le grave inconvénient, quand on les quitte, ou quand la lumière arrive tout d'un coup à l'œil sans les avoir traversés, de donner lieu à la vue de la couleur complémentaire ; prenez des verres bleus, par exemple, les rayons qui passent de côté vous paraissent jaunes, et si vous ôtez brusquement vos conserves par un beau jour, vous êtes tout ébloui pendant quelques instants : savez-vous pourquoi ? c'est que la lumière du soleil se compose de sept rayons dont chacun a une couleur différente. Divisés et réunis au sein de la nue qui se résout en pluie, ils forment l'arc-en-ciel, on peut les y compter aisément. L'homme des champs, lui, les retrouve encore dans les perles de la rosée qui par une belle matinée semblent émailler de fleurs les trésors de ses moissons, et jeter avec la lumière un rayon d'espérance dans son cœur. Le physicien, le prisme à la main, a pu la décomposer, la projeter en spectre sur un écran et la recomposer de toutes pièces.

Les couleurs primitives sont le rouge, l'orange, le jaune,
le vert, le bleu, l'indigo et le violet; du mélange de ces
couleurs dans leurs proportions naturelles, résulte la lumière blanche, la lumière du soleil. Il est évident que pour
altérer cette blancheur, il suffit de supprimer une ou plusieurs des couleurs simples; c'est ce que fait tout verre
coloré, ce que font les verres bleus, et plus encore ceux
qui sont verts, et voilà pourquoi, quand on les quitte
brusquement, ils donnent lieu à la vue de la couleur complémentaire · les conserves rendent de grands services; j'ai
dit qu'on ne devait pas y avoir recours sans raison. Je dois
ajouter que quelques inconvénients sont parfois aussi atta-
chés à leur emploi. Sont-elles trop petites ? elles ne protègent
pas l'œil suffisamment, puisque des rayons arrivent à cet
organe, sans les avoir traversées et viennent le fatiguer,
alors qu'on voulait lui donner du repos; il est facile d'y
remédier; sont-elles de grandeur ordinaire, et l'extrême
susceptibilité de la rétine, exige-t-elle plus? on a la ressource des conserves à étrier, ou du voile de taffetas la-
téralement étendu des cercles aux branches; toutefois il
faut être très sobre dans l'emploi de ces ressources, et
en surveiller attentivement les effets sur les yeux et par
rapport à la tête. Les conserves ordinaires fatiguent
parfois elles-mêmes et la tête et les yeux, quand on
est exposé à un soleil ardent; c'est surtout alors
cependant qu'il ne faut les ôter qu'avec une prudence
extrême, parce que les changements brusques dans les conditions de lumière fatiguent l'œil; faut-il donc les garder
toujours? non assurément : car constamment privé de la
lumière ordinaire, l'œil s'étiolerait peut-être, et l'on se
trouverait en quelque sorte dans la position de quelqu'un
qui sort d'une cave, ou d'un lieu obscur, et dont le jour
blesse les yeux. L'inconvénient est facile à éviter : il suffit

d'avoir tout simplement la précaution de fermer les yeux pendant quelques instants, quand on veut ôter ses lunettes. J'ai vu très souvent les personnes nouvellement opérées de la cataracte, se complaire dans un appartement à peine éclairé ; la raison en est la même que tout à l'heure ; l'œil est d'autant plus impressionnable qu'il a été plus long-temps privé de la lumière, c'est pour cela qu'immédiatement après l'opération, on ferme l'œil, et qu'impitoyablement, si l'on est prudent, on prive l'opéré du bonheur de rien voir, fut-ce même celui qui, par un prodige de l'art, vient de lui rendre la vue.

D'autres instruments que les lunettes servent encore assez communément à aider la vue ; je ne parlerai pas de ceux dont l'usage est exceptionnel ou spécial, tels que les loupes, les longues-vues, les lorgnettes, les microscopes, etc ; mais j'aurai quelques mots à dire du lorgnon et du pince-nez à ressort, objets auxquels la mode semble accorder maintenant ses capricieuses préférences. Le lorgnon, appelé monocle quand il n'a qu'un verre, binocle quand il en a deux, est, dans l'un et l'autre cas, un instrument d'un usage incommode et fatigant ; incommode parce qu'il faut le tenir avec la main, fatigant parce que ses rapports avec les yeux sont mal assurés, partant, variables. Je sais bien que certains myopes ont l'adresse de loger leur monocle à l'entrée de l'orbite et de l'y maintenir, comme font les horlogers de leur loupe ; mais cette manière de n'exercer qu'un œil, toujours le même œil, croit-on qu'elle soit sans inconvénient ? Un organe que vous exercez se fortifie par l'exercice même ; le repos l'affaiblit au contraire. Veut-on s'en convaincre, il suffit d'examiner les yeux d'un homme qui louche, toujours on en trouvera un plus faible que l'autre, et toujours l'œil qui est dévié, si le sujet ne louche que d'un côté ; l'œil le plus dévié, si le strabisme est double,

sera aussi l'œil le plus faible, parce qu'il se repose habi-
tuellement.

Ingénieusement construit, le pince-nez à ressort allie
l'élégance à la légèreté ; suspendu au cou par un cordon,
il flotte sur la poitrine, ou se met dans la poche, ce qui
compromet également le poli de ses verres. Toutefois, il
s'affourche généralement bien sur le nez, s'y fixe par une
douce pression, n'altère point le timbre de la voix, suffit
aux occupations de courte durée, et mérite réellement la
préférence sur le lorgnon qu'il est appelé à remplacer.

Je crois avoir passé en revue et discuté ce qu'il est utile
et important de savoir concernant l'emploi des lunettes,
des conserves, etc. Peut-être les considérations auxquelles
je me suis livré sur cette question, légère en apparence,
sérieuse en réalité, et qui se rattache pour moi à des études
spéciales, ont-elles été trop longuement et trop minutieu-
sement exposées? Jaloux de populariser quelques connaissances utiles, comme j'ai eu le bonheur de populariser ici
l'opération du strabisme qui est restée dans la pratique,
et l'éthérisation dont on connaît les prodiges et les bien-
faits, j'ai voulu mettre mon sujet à la portée de tous, en
même temps que je m'attachais à lui donner un caractère
pratique. Si j'ai été trop long, j'ose espérer qu'on voudra
bien me le pardonner en faveur des motifs qui ont dicté
mon travail.

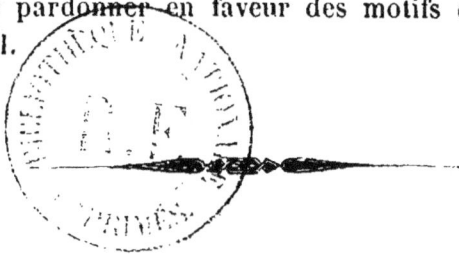

AMIENS, IMP. DE E. YVERT.

DU MÊME AUTEUR :